HISTOIRE ABRÉGÉE

DES SONDES ET DES BOUGIES

URÉTHRO-VÉSICALES

EMPLOYÉES JUSQU'A CE JOUR

DESCRIPTION ET APPRÉCIATION PRATIQUE

DE CELLES QUI ONT ÉTÉ INVENTÉES, MODIFIÉES, PERFECTIONNÉES
ET RENDUES INALTÉRABLES :

PAR

J.-J. CAZENAVE

Médecin à Bordeaux, Membre correspondant de l'Académie
de Médecine de Paris,
des Sociétés huntérienne de Londres, Médico-Chirurgicale de Berlin, de l'Académie
royale de Médecine et de Chirurgie de Madrid,
des Sciences médicales et naturelles de Bruxelles, de Bruges ; des Sociétés de Médecine de Hanovre,
de la Nouvelle-Orléans, de Lyon, de Toulouse, de Marseille, de Rouen ;
de la Société des Médecins du grand-duché de Baden ; Chevalier de l'ordre royal
de Charles III d'Espagne.

(Avec une planche lithographiée)

PARIS

CHEZ J.-B. BAILLIÈRE & FILS

LIBRAIRES DE L'ACADÉMIE DE MÉDECINE

10, rue Hautefeuille

—

1875

HISTOIRE ABRÉGÉE

DES SONDES ET DES BOUGIES

URÉTHRO-VÉSICALES.

HISTOIRE ABRÉGÉE

DES SONDES ET DES BOUGIES

URÉTHRO-VÉSICALES

EMPLOYÉES JUSQU'A CE JOUR ;

DESCRIPTION ET APPRÉCIATION PRATIQUE

DE CELLES QUI ONT ÉTÉ INVENTÉES, MODIFIÉES, PERFECTIONNÉES
ET RENDUES INALTÉRABLES ;

PAR

J.-J. CAZENAVE

Médecin à Bordeaux, Membre correspondant de l'Académie
de Médecine de Paris,
des Sociétés huntérienne de Londres, Médico-Chirurgicale de Berlin, de l'Académie
royale de Médecine et de Chirurgie de Madrid,
des Sciences médicales et naturelles de Bruxelles, de Bruges ; des Sociétés de Médecine de Hanovre,
de la Neuvelle-Orléans, de Lyon, de Toulouse, de Marseille, de Rouen ;
de la Société des Médecins du grand-duché de Baden ; Chevalier de l'ordre royal
de Charles III d'Espagne.

(Avec une planche lithographiée)

PARIS

CHEZ J.-B. BAILLIÈRE & FILS

LIBRAIRES DE L'ACADÉMIE DE MÉDECINE

10, rue Hautefeuille

—

1875

A MONSIEUR A. RICHET,

professeur de clinique chirurgicale à la Faculté de Paris,
chirurgien de l'Hôtel-Dieu,
membre de l'Académie de Médecine et de la Société de Chirurgie,
commandeur de la Légion d'honneur.

En vérité, cher et savant Confrère, vous êtes trop bienveillant pour moi, et je suis très reconnaissant de vos offres de services, alors que vous êtes surchargé d'occupations.

Ne me connaissant qu'à peine, et n'ayant pu me juger que sur l'étiquette du sac, vous ne savez pas que je suis un peu comme les bâtons flottants de notre grand fabuliste : vu de loin, *on me croit quelque chose; vu de près, je ne suis rien ou à peu près rien.* Mes seules qualités, si qualités il y a, sont d'avoir l'amour du travail et d'être persévérant pour toutes choses, ce qui ne veut pas dire, du moins pour ce qui me concerne, que la persévérance soit le génie, ainsi que Buffon l'avait dit bien à tort, ce me semble. Ajoutez à cela quelque dextérité de main, qu'on a exagérée, et vous aurez ma quasi-*photographie* chirurgicale.

Vous le voyez, hélas! très cher Confrère, mon bagage et mes faits et gestes chirurgicaux sont bien modestes assurément, et sont loin de mériter vos éloges, que je prise très fort d'ailleurs, bien que je n'aie pas le droit de m'en enorgueillir.

En réalité, je ne suis guère plus fort que certains de nos confrères de Paris et des provinces, dont le talent consiste à savoir que le nez est au milieu du visage, que les yeux sont au milieu du front, que le front est au-dessus des yeux, et à crier sur les toits de colossales naïvetés côtoyant celles de M. Jourdain, qui faisait de la prose sans le savoir sous l'habile direction de son maître de philosophie.

Quand voudrez-vous donc nous donner une grande œuvre chirurgicale sur laquelle compte l'élite de notre monde professionnel? Vos antécédents scientifiques, votre nom, votre grande réputation, vos succès comme noblesse obligent, et vous ne sauriez, sans grand dommage pour la science, renoncer à la publication d'une œuvre à laquelle vous avez savamment et très habilement préparé la génération chirurgicale actuelle, qui lit et médite avec profit la troisième édition de votre excellent *Traité pratique d'anatomie médico-chirurgicale*.

Courage donc! allons, courage! et que le *macte animo* du poète comique latin vous enhardisse.

A part votre supériorité, qui est incontestable, vous avez, à mes yeux, un mérite qui est immense, c'est celui de

« Porter le cœur toujours plus haut que la fortune. »
(Victor de LAPRADE.)

Dʳ J.-J. CAZENAVE.

AVANT-PROPOS

J'ai très souvent été appelé à traiter des maladies de
la vessie et de l'urèthre, et, conséquemment, à expéri-
menter sur une grande échelle tout ce que la science
possède de médications et de procédés opératoires
propres à combattre ces affections si fréquentes et si
souvent accompagnées des accidents les plus graves.
Les rétrécissements de l'urèthre ont surtout fixé mon
attention, et je me suis parfois demandé s'il ne serait
pas possible d'arriver à mieux qu'on n'a pu le faire
jusqu'ici pour traiter des malades qui souffrent si longtemps et si cruellement de leurs difficultés d'uriner ou
de leurs rétentions d'urine.

La dilatation, la cautérisation, les injections, le
cathétérisme forcé, l'uréthrotomie interne et externe,
tels sont les procédés à l'aide desquels on traite les
coarctations de l'urèthre. Mais, bien que la thérapeu-
tique de ces redoutables maladies ait fait des progrès
incontestables, et que des chirurgiens d'un grand

mérite aient doté la science d'inventions ou de modifications opératoires fort ingénieuses, il n'en est pas moins vrai qu'il reste encore beaucoup à faire pour arriver à un mode de traitement *positif*, exempt de dangers, procurant des guérisons radicales et durables, à un traitement enfin qui satisfasse à la fois aux besoins de la science et de l'humanité.

Pourrait-on équitablement, à l'heure qu'il est, analyser et critiquer la plupart des moyens explorateurs, les procédés nombreux de dilatation, de cautérisation et d'incisions de l'urèthre, insister sur la fréquence des récidives des rétrécissements de ce canal, sur l'insuffisance du traitement dans beaucoup de cas, et conclure que la science et la pratique n'ont pas beaucoup gagné à tant de perfectionnements ? Je crois pouvoir répondre par l'affirmative, en ne faisant que de légères réserves.

Quoique j'aie beaucoup étudié la matière, que j'aie quelqu'habitude du cathétérisme, des uréthrotomies internes et externes, internes surtout, et que je compte ma bonne part de succès dans le traitement des strictures de l'urèthre, je n'en dois pas moins avouer que j'ai souvent échoué, et que, comme beaucoup de chirurgiens très distingués, soit à Paris, soit en province, j'ai eu le regret de ne pas guérir un certain nombre de malades dont la vie était empoisonnée par des douleurs atroces et par des infirmités qui étaient un objet de dégoût pour leurs proches eux-mêmes.

Des spécialités chirurgicales.

Depuis longtemps déjà, mais toujours inutilement jusqu'ici, j'essaye de me débarrasser des grelots importuns qui m'assourdissent à propos des spécialités chirurgicales dans le cercle fort étroit desquelles on a voulu m'enfermer, spécialités qui sont prises en mauvaise part grâce aux prétentions ridicules des ouvriers, des artisans, des industriels de toutes les classes qui se pavanent en se disant des spécialistes, terme sous le couvert duquel ces gens-là cherchent à persuader aux pauvres d'esprit qu'ils excellent dans l'exercice de leurs professions.

« Mais non, a dit l'un des hommes les plus considérables de notre époque, non, je n'aurai jamais assez de mépris pour cette mutilation de l'homme qu'on appelle la spécialité, spécialité qui est un préjugé fortement enraciné dans notre pays, qui est cependant le sol du sens commun. »

A quelques exceptions rares près, je le demande, quelle valeur peuvent avoir des hommes qui n'ont qu'une faculté, qui ne voient les choses que d'un seul point de vue, qui n'ont qu'un œil, que des mains, comme le disait plaisamment le professeur Percy, notre Celse français, et qui sont réduits à jouer le rôle de manœuvres plus ou moins intelligents? Tout le monde répondra avec moi que ces hommes-là ne sont et ne pourront jamais être que de vaniteuses médiocrités.

Quoi qu'il en soit, quoi qu'on puisse dire et faire, on a maintenant la manie des spécialités, on veut parquer les hommes dans un cercle, dans une division de l'art, en faire des rouages humains, et, bon gré mal gré, on leur fait une réputation qu'ils n'ambitionnaient pas, mais qu'ils sont quelquefois obligés d'accepter.

A tort ou à raison, la presse scientifique de Paris, mes confrères et le public m'ont fait une réputation de spécialiste à l'endroit des maladies des voies urinaires — de la pierre notamment, — de l'utérus, du coryza chronique et de la punaisie, de la crampe des écrivains et du tremblement oscillatoire de la main droite, que je repousse de toutes mes forces, non pas que je dénie les avantages qui résultent pour un chirurgien d'être appelé à traiter un grand nombre de maladies, toujours les mêmes, ou, du moins, ne portant que sur des organes ou des appareils limités, mais parce qu'on attache aux spécialités et à ceux qui les exercent des idées de médiocrité qui ne sont malheureusement que trop bien justifiées pour quelques chirurgiens.

Je sais tout ce qu'on a dit sur les spécialités, et j'avoue que la plupart des motifs dont on arguë en leur faveur sont concluants. Néanmoins, je ne comprends les spécialités de notre profession que lorsqu'elles sont exercées par des chirurgiens dignes de ce nom, c'est-à-dire par ceux qui ont soigneusement étudié toutes les branches de notre art — médecine et chirurgie, — auxquels toute la médecine opératoire est familière, qui ne sont étrangers à aucun progrès, qui entendent la science marcher et qui veulent marcher avec elle. A ces conditions seulement, je consens à ce que quelques-uns des nôtres, favorablement placés, se livrent plus exclusivement à l'exercice de telle ou telle branche de la chirurgie.

A propos des spécialistes haut placés comme réputation, mais qui sont, en réalité, d'une désespérante médiocrité, un savant, qui les connaissait bien, a pu dire d'eux « qu'une fois qu'un homme a trouvé dans sa vie une idée heureuse, il n'a que celle-là. Aussi il s'efforce de la surpasser, il la tourne sous toutes ses faces, il la pétrit sous toutes ses formes, il la triture, il la polit, il l'use, et, d'un diamant d'une valeur incontestable, il finit presque toujours par faire d'insignifiantes petites pierres inaperçues et sans valeur réelle. »

En somme, les spécialistes habiles et honorables ont toutes mes sympathies, et sont trop haut placés dans l'estime de tous pour que je m'avise de contester le mérite de leurs œuvres et de leurs découvertes, quand découvertes il y a. A Dieu ne plaise que j'aille, moi, ex-chirurgien de village, nier l'évidence et m'associer à ces esprits inquiets et rétrogrades, à ces médecins incompris, mécontents de tout le monde et d'eux-mêmes, que le progrès effarouche, qui ont le temps d'être jaloux et que les succès d'autrui empêchent de dormir !

En terminant cette espèce de préambule sur les spécialités chirurgicales, je dois dire que le corps médical presque tout entier les tient en médiocre estime et ne manque guère de médire d'elles et de les rabaisser toutes les fois qu'il en trouve l'occasion. Non seulement ces spécialités ne sont en odeur de sainteté, ni à Paris, ni en province, mais il arrive presque toujours que lorsque MM. les spécialistes frappent aux portes de l'Institut ou de l'Académie de Médecine de Paris, ces portes ne leur sont pas ouvertes, mais restent cadenassées quand même.

HISTOIRE ABRÉGÉE

DES SONDES ET DES BOUGIES URÉTHRO-VÉSICALES

EMPLOYÉES JUSQU'A CE JOUR;

Description et appréciation pratique
de celles que j'ai inventées, modifiées, perfectionnées et rendues
inaltérables.

1. Pendant longtemps je me suis adressé à Charrière, fabricant d'instruments de chirurgie à Paris, qui m'a fourni environ la moitié des instruments qui composent mon arsenal. D'un autre côté, Bataille, de Bordeaux, qui avait mérité l'estime et la considération du corps médical de la Gironde et des départements limitrophes, Bataille fut obligé, pour cause de travaux excessifs et de fatigues, bien qu'il fût encore très valide, de cesser sa profession de fabricant d'instruments de chirurgie, et de se reposer après avoir travaillé toute sa vie sans perdre une minute. Ce même Bataille m'a rendu de nombreux services professionnels, et mérite à tous égards les éloges que lui ont valus ses talents et son honorabilité.

2. Ayant toujours manqué de temps jusqu'ici pour

faire connaître et pour décrire les instruments de chirurgie que j'ai imaginés et fait faire par Charrière, de Paris, et par Bataille, de Bordeaux, je me contenterai de dire, pour le moment, que ces fabricants d'instruments de chirurgie sont fort habiles tous les deux ; que le premier, Charrière, dont le nom est si connu, est l'inventeur d'instruments fort ingénieux, qui ont rendu et qui rendent encore des services importants aux malades, aux chirurgiens et à la médecine opératoire ; qu'il est mécanicien né et qu'il a beaucoup de vivacité dans l'imagination, ainsi que le lui dit un jour Dupuytren en ma présence. — Que le second, Bataille, de Bordeaux, adorant l'*obscurité*, le silence et le travail, et n'ayant jamais voulu s'établir à Paris, où il aurait disputé le premier rang à Charrière, que Bataille, dis-je, a une instruction solide et variée, dessine, grave, tourne on ne peut mieux, est un excellent mécanicien, saisit au vol les indications qu'on lui donne, émet ses avis avec beaucoup de modestie, a fait pour moi des instruments de précision d'une exécution pleine de difficultés, d'un fini parfait et qui ne le cèdent en rien au faire de ses confrères les plus distingués de Paris et de Londres.

3. Bien que je n'aie pas l'absurde prétention d'être l'alpha et l'oméga de ma profession, que je ne me sois jamais cru appelé à faire faire un grand pas à la chirurgie, et que je ne me croie pas de taille à me mesurer avec quelques hommes de génie qui m'ont devancé dans la carrière, il m'a semblé qu'à force d'expérience, de méditations et de persévérance, je pourrais m'engager dans la voie des améliorations et du progrès.

4. Je vois beaucoup de maladies des voies urinaires depuis une trentaine d'années, et suis, dit-on, l'un des chirurgiens français qui traite le plus de rétrécissements de l'urèthre, de maladies de la glande prostate, de rétentions d'urine, et qui fait le plus d'opérations de la pierre, soit par la méthode du broiement, par la lithotritie, soit par la taille, opérations que j'ai si souvent faites en présence et avec l'aide de mon ami le docteur Gustave Dupont, médecin honoraire de l'hôpital Saint-André de Bordeaux, l'un de nos plus habiles accoucheurs, et de Bataille, voulant bien se charger de préparer et de me donner les instruments au fur et à mesure que je les lui demande, besogne obscure sans doute, toute d'obligeance et dont il s'acquitte avec une intelligence qui m'affranchit de quelques-unes des préoccupations qui assiégent le chirurgien toutes les fois qu'il va tailler un calculeux.

5. En chirurgie comme en beaucoup d'autres choses, il faut ne pas se hâter, peser mûrement ce qu'on a l'intention de faire avant de prendre une détermination, de proposer ou de faire accepter des modifications opératoires ou instrumentales. Ainsi que l'a dit un chirurgien célèbre de nos jours, Lallemand, « il faut savoir attendre les résultats quelquefois bien lents de l'expérience, car rien ne peut les remplacer dans les sciences, » ce qui veut dire que les nouveautés ne doivent pas être facilement accueillies, et qu'il faut les obliger à un stage.

6. Bien m'a valu d'agir ainsi, puisque c'est en me conformant à cette manière lente mais sage et prudente de procéder, et en sachant renoncer à mes premiers

travaux sur l'invention des sondes et des bougies en gélatine de l'ivoire, invention qui laissait beaucoup à désirer
sous tous les rapports, c'est en agissant de la sorte
que j'ai pu obtenir graduellement d'excellents résultats.

§ I. — Des Sondes et des Bougies flexibles.

7. Le nom de l'inventeur des bougies n'est pas
connu, mais l'usage de ces instruments paraît être fort
ancien et remonterait au seizième siècle, d'après
Alphonse Farri. Quoi qu'il en soit, ce ne fut que vers
l'année 1551 qu'André Lacuna et Amatus Lusitanus en
revendiquèrent la découverte, le premier en faveur
d'un charlatan portugais nommé Philippe, et le second
au profit du professeur Aldereto, médecin de Salamanque. La composition de ces premières bougies fut
modifiée plus tard par Roncalli, Benevoli, Moreyra,
Christophe de Véga, Jean le Français, etc., qui donnèrent des propriétés escarotiques à presque toutes
celles qu'ils fabriquèrent eux-mêmes.

8. L'histoire des bougies flexibles en parchemin
roulé, en baleine, en plomb, en étain *(Smith)*, emplastiques, de cire et de corde à boyau, des sondes en cuir,
en corne et à spirales métalliques, étant écrite dans
toutes les monographies sur les maladies des organes
génito-urinaires et dans les articles des dictionnaires
de médecine et de chirurgie qui sont afférents à la
matière, je ne m'y arrêterai pas, bien que quelques-uns
de ces instruments *(bougies emplastiques, de cire et de
corde à boyau)* soient restés dans la pratique et rendent encore quelques services.

9. Voici ce qu'on trouve dans l'*Histoire de la médecine* par Kurt Sprengel, relativement à l'invention des bougies : « Philippe, chirurgien de Lisbonne, se donna pour l'inventeur des bougies, et parcourut. le monde entier afin de s'enrichir par le débit de ce nouveau remède. François Diaz, professeur à Alcala de Hénarez, lui en attribua sérieusement la découverte, mais lui donna à tort le titre d'apothicaire, et raconte qu'un marchand portugais, nommé Romano, recommandait également les bougies dans tous les pays qu'il parcourait, suivant l'usage des charlatans. Mais Amatus (de Portugal) contredit cette assertion : il assure avoir parfaitement bien connu Philippe à Lisbonne, et ajoute lui avoir enseigné l'usage des bougies en 1541, lorsque l'empereur déclara la guerre à Tunis. Il cite trois Portugais à témoin de la vérité de ce qu'il avance, mais ajoute être redevable de la connaissance des bougies à son maître Aldarète, professeur de Salamanque. Ce récit me paraît avoir plus de vraisemblance que l'autre en sa faveur, de sorte qu'Amatus serait celui qui contribua surtout à répandre l'usage des bougies. » Kurt Sprengel. (*Histoire de la médecine, traduite de l'allemand sur la seconde édition,* par A.-J.-X. Jourdan, t. III, p. 388. Paris, 1845.)

§ II. — **Des Sondes et des Bougies dites de gomme élastique** (¹).

10. A part quelques cas exceptionnels, dans lesquels il faut se servir des bougies molles dont je viens de

(¹) Les sondes et les bougies dites de *gomme élastique* sont des

parler, les sondes et les bougies de gomme élastique bien préparées, pleines ou creuses, mais souples, sont les meilleurs instruments connus jusqu'à ce jour, et peuvent être regardés comme un des plus grands perfectionnements de la chirurgie moderne. Néanmoins, et malgré ces avantages, qui sont incontestables, les praticiens ont signalé depuis longtemps les inconvénients attachés à l'usage des sondes et des bougies en tissus vernis, dites de caoutchouc, et j'ai pu moi-même, dans la grande majorité des cas de maladies des organes génito-urinaires que j'ai été appelé à traiter, pressentir combien il serait heureux pour les malades qu'on pût remplacer avantageusement ces instruments défectueux à plus d'un titre. Qui ne sait, en effet, qu'ils se détériorent souvent sans avoir servi, soit parce que la température de certains pays est trop élevée pour les conserver, soit parce que l'action dessiccative de l'air sur l'huile de lin qui les recouvre scarifie leur surface, soit parce qu'ils deviennent rugueux, inégaux, s'éraillent, se dessèchent et deviennent cassants, soit parce qu'il faut les renouveler très souvent, tantôt pour les nettoyer et tantôt pour qu'ils n'aient pas le temps de s'encroûter de matières salines qui pourraient déchirer l'urèthre en sortant, ou dont les fragments formeraient, en se détachant dans la vessie, la base de calculs plus volumineux? Qui ne sait encore qu'ils fatiguent l'urè-

tissus en soie que l'on plonge, à plusieurs reprises, dans le mélange suivant :

Huile de lin rendue siccative par la litharge.	1 partie.
Succin	1/3 de partie.
Huile de térébenthine	1/4 id.
Caoutchouc	1/20 id.

thre par leur élasticité même et par leur tendance à se redresser pour peu qu'ils aient de volume, et que, comme corps mécaniques, ils ne peuvent être substitués de tous points aux bougies emplastiques, ainsi que Sœmmering et la plupart des modernes le prétendent?

11. Malgré les perfectionnements des sondes et des bougies dites de gomme élastique, malgré surtout l'incontestable supériorité de celles qui sont faites par les fabricants Lasserre, Belin et Rondeau frères, de Paris, il est peu de chirurgiens répandus qui n'aient eu l'occasion de voir des cas de rupture de ces instruments dans la vessie. Ce fut ainsi que Dupuytren, en pareille occurrence, fut obligé de tailler quatre de ses malades ; ce fut ainsi que Béclard se trouva une fois dans la même nécessité. Moi-même, bien que j'eusse les instruments nécessaires pour extraire des portions de sondes rupturées dans la vessie, force me fut de faire la taille hypogastrique sur un malade que virent avec moi les docteurs Charles Dubreuilh, de Bordeaux, et Guiraud, de Pessac (Gironde). Le même accident eut lieu sur M. Rousseau, de Castres (Gironde), que j'avais opéré depuis plus d'un an pour remédier à une rétention d'urine compliquée des accidents les plus graves, en présence du docteur Lavaud, de Portets (Gironde), son médecin ordinaire, et de ses amis MM. Lagarde, l'un des avocats les plus distingués de Bordeaux ; Ardusset, receveur de l'enregistrement à Castres (Gironde), et Soulié, notaire à Castres aussi. Tout récemment encore, et alors que je faisais la dernière séance de broiement d'une pierre de la vessie (lithotritie) avec le docteur

G. Dupont sur M. Garde père, rue du Pas-Saint-Georges, 12, à Bordeaux, on vint me chercher en toute hâte pour extraire de la vessie de M. Godefroy, âgé de soixante-douze ans, demeurant chez Mme Roux, rue du Parlement-Saint-Pierre, 27, un fragment de sonde ayant quinze centimètres de long. Un accident pareil, auquel je remédiai avec autant de bonheur, arriva sur un de mes clients, qui est le caissier d'une grande maison de commerce dont mon ami le docteur G. Dupont est le médecin.

12. Le peu de durée qu'ont toujours les sondes dites de gomme élastique les mieux fabriquées et réputées être les meilleures, expose très souvent à des accidents pareils à ceux que je viens de signaler, et devient l'occasion de dépenses considérables alors que chez la plupart des malades qui sont obligés, ou de recourir jusqu'à huit, dix et douze fois par vingt-quatre heures à l'usage de ces instruments, ou de les laisser à demeure dans la vessie, alors, dis-je, que ces malades voient ces sondes ne durer à peine que deux ou trois jours sans être profondément altérées, cassantes, d'un usage dangereux et inservables si on ne se hâte de les remplacer par d'autres.

13. Que sera-ce donc si on achète de ces instruments au rabais, de ces instruments de la plus mauvaise qualité dont on devrait défendre la fabrication et la vente?

§ III. — Expériences faites avec des fanons de baleine.

14. Par les motifs que je viens d'exposer, et dès le mois de décembre 1831, je fis des recherches dans le but de remplacer les sondes et les bougies de gomme élastique, et crus pouvoir espérer qu'un tourneur habile transformerait des fanons de baleine en des sondes et des bougies pleines ou creuses, qu'un chimiste trouverait peut-être le moyen de rendre flexibles. Les difficultés de fabrication furent d'abord sérieuses, et je ne parvins à faire tourner des bâtonnets de baleine qu'après bien des refus, qu'après d'interminables délais, et qu'en souscrivant à un prix exorbitant de main-d'œuvre. J'étais à peu près persuadé de l'impossibilité qu'il y avait d'atteindre le but que je m'étais proposé, quand on m'indiqua un bon ouvrier auquel je m'adressai le jour même. M. Justin Rivière, tourneur à Bordeaux, me servit avec empressement, résolut le problème de la construction des instruments projetés, et me remit bientôt (*avril 1832*) un assortiment de sondes et de bougies en baleine de tous les calibres, parfaitement tournées, d'un beau poli et d'une perfection de forage sur laquelle je ne comptais guère, vu la charpente toute fibreuse des fanons.

15. Après avoir acquis la certitude d'une bonne fabrication, j'espérai que M. Fauré, chimiste très distingué de Bordeaux, parviendrait à rendre ces instruments flexibles, tout en leur conservant un beau poli et la solidité nécessaire à leur usage.

16. Lorsque je remis des fanons de baleine à M. Fauré, pour qu'il les soumît à l'action de l'acide chlorhydrique, comme auraient pu l'être des os, il lui sembla qu'il n'y avait pas d'analogie entre ces deux substances. L'analyse chimique lui fit en effet découvrir que cette matière animale était composée, presqu'en

entier, d'une substance analogue au mucus (principe constituant des cheveux, des poils, de la corne); qu'elle ne contenait pas sensiblement de gélatine; que sa charpente toute fibreuse n'était point formée de sels calcaires, et qu'on n'y trouvait que quelques sels ammoniacaux et de soude, qui, joints à la matière animale, constituaient leur organisation ([1]).

17. Donc, ni Fauré, l'habile chimiste de Bordeaux, ni moi, ne pûmes, pour des causes inhérentes à la composition chimique des fanons de baleine, trouver le moyen de rendre ces instruments flexibles.

18. Ce mécompte et les dépenses que j'avais faites ne me découragèrent pas, car je résolus sur-le-champ de faire de nouvelles recherches.

§ IV. — Des Sondes en caoutchouc vulcanisé.

19. L'attention des savants, celle des chirurgiens surtout, ayant été appelée sur les grands services que le caoutchouc vulcanisé rendait à l'industrie et à la chirurgie, quelques personnes intelligentes fabriquèrent des sondes avec cette substance précieuse, et déclarèrent que ces instruments étaient bien supérieurs en qualité aux sondes et aux bougies en gomme inventées par l'orfévre Bernard, de Paris. Néanmoins la pratique et l'expérience des chirurgiens éclairés ne tardèrent pas à démontrer que ces instruments laissaient beaucoup à désirer, qu'ils s'altéraient facilement, que leur usage

---

([1]) Voyez le travail de Fauré sur les *fanons de baleine,* inséré dans le *Journal de pharmacie et des sciences accessoires.* Paris, 1833, t. XIX, p. 375.

exposait les malades à des accidents graves, et que la prudence voulait qu'on cessât de s'en servir.

§ V. — Des Sondes et des Bougies en gélatine de l'ivoire.

20. La composition chimique des os, mais surtout la facilité avec laquelle on sépare de leur trame organique les sels calcaires qu'ils contiennent, en les traitant par l'acide chlorhydrique étendu, me parurent devoir concourir efficacement à remplir mes vues. Je fus néanmoins embarrassé tout d'abord en songeant que les os longs de quelques grands quadrupèdes, les seuls qui pussent me servir, du moins en apparence, avaient des extrémités dont la substance est spongieuse, et un corps dont la forme et le canal médullaire qu'ils renferment, s'opposeraient à ce que je pusse en faire des cylindres réguliers ayant vingt-sept à trente centimètres de long, et onze millimètres de diamètre (¹). Force me fut donc de recourir à l'ivoire, qui est de la même nature que les os, bien que j'eusse préféré me procurer à bon marché des défenses de narval, qui sont presque droites, ont près de trois mètres de long, et sont une sorte d'ivoire très compacte.

21. Ayant été appelé par un capitaine de navire

(¹) Bien que peu satisfait de ces données sur les os, et pour ne rien négliger, j'en fis tourner quelques morceaux par M. Justin Rivière, le tourneur de Bordeaux que j'ai déjà cité, les traitai par l'acide chlorhydrique étendu d'eau distillée, et acquis la certitude qu'ils ne pouvaient servir à rien, tant leur surface, bien que parfaitement polie par l'ouvrier, avait été altérée par le dépouillement des sels calcaires.

pour lui donner des soins, je vis, sur sa cheminée, une belle défense de narval qu'il s'empressa de m'offrir dès que je lui eus demandé quelques renseignements touchant les moyens de m'en procurer de pareilles. J'acceptai le cadeau de mon client, fis scier la défense par longueurs de 27 centimètres, en remis à M. Fauré pour qu'il les soumît à l'action de l'acide chlorhydrique étendu, expérimentai de mon côté sur plusieurs morceaux entiers ou divisés, et fus convaincu, comme M. Fauré le fut lui-même, et comme les Sociétés de médecine et médicale d'émulation de Bordeaux purent s'en convaincre aussi lorsque je les leur montrai, que les défenses de narval ne pouvaient remplacer en aucune façon l'ivoire ordinaire, tant la surface des morceaux ramollis était rugueuse, chagrinée, et tant ils avaient été déformés pendant leur séjour dans l'acide chlorhydrique étendu. Je cherchai aussi, mais inutilement, à me procurer des défenses de morse (vulgairement *vache marine, cheval marin,* bête *à la grande dent*), qui sont employées dans les arts, et dont l'ivoire est le plus serré, le plus brillant et le plus dur de tous.

22. En février 1832, j'achetai une défense d'éléphant à M. Simon, tourneur à Bordeaux, chez lequel je fus conduit par Bataille, le fabricant d'instruments de chirurgie. Je fis *débiter* avec la scie quatre morceaux d'ivoire carrés, ayant onze millimètres de diamètre, vingt-cinq centimètres de long chacun, puis les arrondis à la lime, leur donnai un assez beau poli et les mis dans un vase contenant de l'acide chlorhydrique très étendu, vase que je plaçai dans un lieu où la température était basse. — Quand les sels calcaires furent dissous, il ne

resta plus que le squelette cartilagineux et transparent
de l'ivoire, qui n'avait fait que perdre une partie de son
poids en conservant sa forme et son volume, et qui
était devenu flexible et tenace, à peu près comme le
tissu fibro-cartilagineux. Je lavai cette substance à un
courant d'eau froide jusqu'à ce que l'acide fût enlevé,
et la laissai sécher à l'air libre. Cette dessiccation occasionna un certain retrait du cartilage, des rides longi-
tudinales, son aplatissement, de la dureté, une teinte
jaunâtre et une translucidité douteuse, tandis qu'une
immersion de deux heures et demie à trois heures dans
l'eau froide fit recouvrer à cet ivoire, dépouillé de ses
sels calcaires, sa forme cylindroïde, sa demi-transpa-
rence blanchâtre, et provoqua une augmentation de
diamètre d'un tiers.

23. Quand ces premières expériences furent terminées, je m'occupai de la fabrication des sondes et des
bougies creuses. Quoique j'eusse été très satisfait du
travail de M. Rivière, qui avait parfaitement tourné les
instruments en baleine dont j'ai déjà parlé, je ne crus
pas devoir lui confier cette nouvelle fabrication, tant
son atelier était fréquenté par des personnes intelligentes, et tant je tenais alors à ce qu'on ne pénétrât
pas mon secret. Conséquemment, je m'adressai à
M. Poitevin, autre tourneur, dans les premiers jours
d'avril 1832. Cet ouvrier, habitant la rue de la Petite-
Taupe, à Bordeaux, comprit bien ce que je voulais de
lui, divisa la défense d'éléphant, que j'avais achetée
chez son confrère M. Simon, en carrés longs de vingt-
sept centimètres, ayant onze millimètres de diamètre,
les tourna et en fit des sondes auxquelles il ne perçait

les yeux ou un seul œil qu'après avoir terminé le forage. Les quatre ou cinq premiers instruments furent gâtés à cause du peu d'ensemble qu'il y eut d'abord entre les mouvements du foret, dont l'extrémité libre *fouettait* en décrivant un cône, et la main vacillante de l'ouvrier poussant l'ivoire sur le foret. L'épaisseur des parois de ces cylindres creux était du reste fort inégale, quelques points furent transpercés, et l'introduction difficile et saccadée d'un mandrin bien calibré me démontra toutes les imperfections de ces premiers essais. J'espérai néanmoins remédier à ces vices de fabrication en faisant apporter quelques modifications dans le forage des sondes, finis par réussir et par avoir ainsi une dizaine de ces instruments en ivoire parfaitement calibrés, et à parois très égales de l'une à l'autre extrémité.

24. Le problème de la fabrication étant résolu, je m'occupai de faire transformer tout ce qui me restait de la défense d'éléphant en bougies pleines et creuses de diamètres variés.

25. Lorsque j'eus ramolli ces instruments à l'aide de l'acide chlorhydrique étendu, et que je voulus courber les sondes, j'eus le déplaisir de voir les yeux se fendre sans que je pusse d'abord trouver un moyen propre à empêcher que ce très grave inconvénient se reproduisît. En y réfléchissant un peu cependant, je crus pouvoir vaincre toutes les difficultés. Pour cela, mais seulement après n'avoir dépouillé l'ivoire que d'environ la moitié des sels calcaires qu'il contient, pour le réduire à l'état de demi-gélatinisation, je recouvris la circonférence des yeux des sondes, en dedans et en dehors, d'une couche de cire jaune ramollie, afin que ces instruments, étant de nouveau soumis à l'action de l'acide chlorhydrique étendu, fussent préservés de cette action sur les points indiqués. Beaucoup plus tard, M. Fauré se servit, dans le même but et avec des avantages marqués, d'un emplâtre préparé avec la cire, la résine et l'huile, en proportions convenables. Ces deux expédients, le dernier surtout, réussirent on ne peut mieux, je n'eus plus à redouter l'inconvénient que je viens de signaler, et complétai ainsi le mode de construction de mes instruments.

26. Arrivé à ce point de mes recherches et de mes expériences, il me restait à faire l'application de ces instruments sur le vivant.

Leur introduction dans l'urèthre de plusieurs malades fut facile, n'occasionna pas de douleur, mais ils se ramollirent presque immédiatement après cette introduction, me parurent avoir une grande tendance à se dissoudre, se fendirent selon leur longueur, furent inservables et d'un usage dangereux. Ne connaissant alors aucun moyen qui pût conserver intactes les sondes et les bougies que j'avais inventées, je dus renoncer à leur usage.

27. Quoi qu'il en fût de ces mécomptes, les difficultés incessantes que j'éprouvai dans le traitement des rétrécissements de l'urèthre me décidèrent à reprendre mes expériences en sous-œuvre, et à chercher opiniâtrément un moyen à l'aide duquel je pusse conserver indéfiniment les instruments dont il est question. Les démarches que je fis auprès de quelques-uns de mes clients, négociants à Bordeaux, m'ayant démontré qu'il fallait me pourvoir ailleurs pour me procurer de l'ivoire, j'écrivis à M. Crenet, rue Quincampoix, 69, à Paris, qui me répondit dans les termes suivants (¹) :

« Paris, le 12 décembre 1833.

» *Monsieur* CAZENAVE, *à Bordeaux.*

28. » J'ai bien reçu la lettre que vous m'avez fait l'honneur de m'écrire, en date du 9 courant.

» Pour y répondre, je vous dirai, Monsieur, qu'en raison du prix élevé de l'ivoire et de la difficulté de trouver la longueur que vous me désignez dans une direction droite, les morceaux d'ivoire, qualité ordinaire, de onze pouces de long sur cinq lignes de diamètre, carrés, reviendront à environ quatre francs cinquante centimes pièce, arrondis au tour cinq francs à cinq francs vingt-cinq centimes environ, suivant la précision qu'il faudrait y mettre.

» Je désire, Monsieur, que vous trouviez ces prix à votre convenance, et vous prie d'agréer l'assurance de mes très humbles salutations.

» Pour Charles CRENET fils :
» *Signé* Auguste CRENET (²). »

29. Les prix indiqués par M. Crenet étant trop élevés, je priai mon ami M. Jalabert, qui a des relations avec Dieppe, où l'on fait un grand commerce d'ivoire, de me faire acheter, dans cette ville, deux fortes défenses d'éléphant, que je reçus le 20 janvier 1834.

(¹) M. Bataille, fabricant d'instruments de chirurgie à Bordeaux, m'avait indiqué M. Crenet.

(²) L'original de cette lettre, timbré aux bureaux de poste de Paris et de Bordeaux, est joint au manuscrit que je lus, le 2 juin 1840, à l'Académie de Médecine de Paris, dans les archives de laquelle il fut déposé.

Je fis diviser ces défenses en bâtonnets longs et carrés, en fis faire des sondes pourvues d'un ou de deux yeux, et des bougies pleines et creuses de tous les calibres.

30. Ainsi qu'on a pu le voir dans le courant de ce travail, j'étais parvenu à bien faire tourner les sondes et les bougies, à forer tout aussi bien les premiers de ces instruments, et à empêcher que l'œil ou les deux yeux dont ils sont percés ne se fendissent; mais je n'avais encore découvert aucun moyen propre à conserver indéfiniment la gélatine de l'ivoire qui serait introduite chaque jour dans l'urèthre et la vessie, à l'empêcher de se dissoudre tout en conservant sa solidité, sa flexibilité, son beau poli et le velouté, le visqueux, le glissant de son contact.

31. Le tannage, à l'aide duquel on prépare les peaux pour en faire du cuir, me donna l'idée de tanner la gélatine brute de l'ivoire. Je fis de nombreuses expériences dans ce but, avec différentes substances contenant du tannin, m'arrêtai à ne me servir que d'une légère infusion de noix de galle, et obtins de la sorte que cette gélatine fût insoluble dans l'eau et inaltérable à l'air. Quoi qu'il en fût de ces propriétés acquises par le tannage, je dus ne pas continuer mes expériences puisque les instruments tannés avaient acquis quelques-unes des propriétés du cuir, étaient devenus raides, rugueux au toucher, provoquaient de l'irritation, des spasmes de l'urèthre, et firent souffrir les malades sur lesquels j'essayai d'en faire l'application.

32. M. Fauré, pensant qu'il parviendrait à bien

préparer les sondes et les bougies en n'usant que d'une très petite quantité de tannin pur, fit, à son tour, des expériences qui ne réussirent pas et à l'aide desquelles il n'obtint que des instruments assez fortement colorés en brun, raides, élastiques, ayant une grande tendance à se redresser, à peu près dépourvus du glissant et du visqueux de l'ivoire ramolli, produisant une impression douloureuse sur l'urèthre, et d'une marche difficile à travers ce canal. — Toutefois, et après des essais répétés, le même chimiste parvint à préparer des sondes et des bougies souples et résistantes dont il fut impossible de se servir. Ce mode de préparation consiste à faire dissoudre un décigramme de tannin pur dans cent grammes d'eau distillée, à filtrer cette solution pour s'assurer qu'aucune molécule de tannin non dissous ne vient s'appliquer sur les sondes, et à faire macérer les instruments dans ce *solutum* astringent.

33. De nouvelles recherches et de nouvelles expériences faites en avril, mai, juin et juillet 1834, ne m'avaient rien appris de nouveau touchant la conservation de mes sondes et de mes bougies comme je l'entendais, quand des observations répétées firent tous les frais de cette découverte.

34. Je fis des essais variés et des expériences que je renouvelai chaque jour pendant sept mois.

35. Voici le détail très précis de quelques-unes des expériences dont je viens de parler :

36. Les bougies pleines n° 6, mises dans l'eau bouillante pendant deux heures, se courbèrent, furent raccourcies de cinquante-cinq millimètres, augmentèrent de volume, se redressèrent énergiquement quand on les

courba en arc, devinrent élastiques dans le sens de leur longueur, et ne furent pas dissoutes. Les sondes du même diamètre, placées dans les mêmes conditions et pendant le même espace de temps, augmentèrent de calibre, furent raccourcies de quarante millimètres, se courbèrent, devinrent très élastiques, reprirent leur courbe accidentelle après avoir été allongées, demeurèrent insolubles, mais furent inscrvables comme les bougies dont je viens de parler.

37. Les bougies pleines n° 4, laissées pendant trois heures dans de l'eau marquant 70° Réaumur, se dilatèrent très sensiblement, éprouvèrent un raccourcissement de quarante millimètres, et devinrent élastiques dans le sens de leur longueur. Laissées à l'air libre, ces bougies pleines s'aplatirent, jaunirent, et devinrent transparentes au fur et à mesure qu'elles perdirent de leur humidité. Ces mêmes instruments, étant mis dans de l'eau froide, recouvrèrent, non pas leur longueur première, mais toutes les propriétés qu'ils avaient avant d'être soumis à l'action d'une aussi forte chaleur, et auraient pu servir si on n'avait pas été obligé de tenir compte de leur raccourcissement.

38. Les sondes et les bougies pleines et creuses de tous les calibres, soumises pendant un temps déterminé à l'action de l'eau chaude marquant + 30° Réaumur, augmentèrent de diamètre, mais voilà tout. Elles conservèrent d'ailleurs toutes leurs propriétés, ainsi que le constata M. Fauré, qui voulut bien répéter cette dernière expérience.

39. D'après ce que je viens d'écrire, on a dû pressentir que je pouvais conserver à volonté les sondes et les bougies à l'état sec et dur, ou ramollies et flexibles. Voici du reste les expériences que je fis à ce propos :

40. Une bougie nº 1, mise dans de l'eau froide à sept heures, fut assez souple une demi-heure après pour être introduite dans l'urèthre sans se replier, conserva son aplatissement, devint à peine visqueuse et glissante, et n'offrit rien de rugueux sur les divers points de sa surface. Des sondes nº 6, placées dans le même liquide et soumises à la même température pendant une heure, furent assez souples, aplaties, non rugueuses, un peu glissantes et assez résistantes pour être introduites dans l'urèthre sans mandrin. Des bougies pleines et creuses nº 6, examinées après une heure de séjour dans l'eau froide, devinrent plates, souples, glissantes, visqueuses et assez résistantes pour qu'on pût les introduire dans l'urèthre sans mandrin. A neuf heures, c'est-à-dire après un séjour de deux heures dans l'eau froide, ces mêmes bougies devinrent encore plus souples, légèrement aplaties, plus visqueuses, plus glissantes, et purent encore parcourir l'urèthre sans mandrin. A la même heure les sondes avaient recouvré toute leur souplesse, leur contact visqueux et glissant et leur forme cylindroïde.

41. Lorsque le fœtus est putréfié dans le sein de la mère, si on enlève la pellicule qui est à la surface des membres ou du tronc, on trouvera le derme d'un rouge brunâtre, lubrifié d'une humidité gluante, et telle que si l'on saisit l'enfant par une cuisse, par exemple, il glissera dans la main à l'instar des poissons, tels que l'anguille et la carpe, dont l'enveloppe a la propriété de sécréter une matière grasse et visqueuse. Eh bien !

lorsqu'on a convenablement ramolli dans l'eau distillée froide les sondes et les bougies en gélatine de l'ivoire, elles ont un poli gluant et visqueux, elles *glissent dans la main,* et sont alors dans les meilleures conditions pour être introduites dans l'urèthre et pour franchir les rétrécissements sans efforts et en glissant. Mais tout ne se passe malheureusement pas aussi bien qu'on serait tenté de le croire au premier abord. En effet, bien que la matière glissante et visqueuse que je viens de signaler soit inhérente à la substance des sondes et des bougies en ivoire, alors que ces instruments sont dépouillés des sels calcaires qu'ils contiennent par l'acide chlorhydrique étendu, il n'en arrive pas moins que l'urèthre rétréci (quand il l'est) sur un ou plusieurs de ses points, embrasse ces corps assez exactement au fur et à mesure qu'ils avancent dans ce canal, les dépouille de cet enduit, et ne laisse à découvert et en contact avec lui qu'une substance lisse et polie, il est vrai, mais qui a quelque chose de *poisseux,* de *gluant* et d'impropre à faciliter le glissement. Ces désavantages ne sont cependant qu'apparents, et voici comment je m'y prends pour conserver le *gluant,* le *visqueux* et le *glissant* des sondes et des bougies en gélatine de l'ivoire :

42. J'injecte de l'huile d'amandes douces ou un mucilage bien préparé dans l'urèthre, en enduis l'instrument dont je vais me servir et le pousse dans le canal jusqu'à ce que je sois arrêté par un obstacle que je franchis comme si je manœuvrais avec une sonde ou une bougie de gomme élastique. De cette façon l'instrument pénètre sans difficulté jusqu'au rétrécissement,

sans être trop pressé et sans avoir été dépouillé de la
couche d'huile ou de mucilage qui préserve sa surface
du contact immédiat de l'urèthre. En continuant la
manœuvre pour franchir l'obstacle, la sonde ou la
bougie trouvent de la résistance, ne progressent qu'en
éprouvant une pression qui dépouille en grande partie
leur surface de l'huile ou du mucilage dont elle est
enduite, pour ne laisser en rapport avec le point ou
les points de l'urèthre rétrécis que la couche gluante et
visqueuse à l'aide de laquelle on traverse la coarctation
sans difficulté. Cette expérience, faite un grand nombre
de fois, et qu'il est si facile de répéter, a toujours
réussi et m'a démontré la facilité avec laquelle on pou-
vait franchir presque tous les obstacles.

43. Lorsqu'il n'existe aucun rétrécissement de l'urèthre, toutes les précautions que je viens de recom-
mander sont inutiles, car on n'a pas besoin d'huiler
mes instruments puisque leur enduit gluant et visqueux
facilite singulièrement leur passage à travers la filière
non coarctée de l'urèthre. Ils *glissent* comme inaperçus
dans le canal, et les hommes les plus impressionnables
comme les plus timorés et assez souvent aux prises
avec un *nervosisme* extrême n'éprouvent rien de pénible
pendant le cathétérisme, pendant cette opération géné-
ralement si redoutée.

44. Mes instruments sont souples, flexibles, d'un
contact doux et inoffensif pour l'urèthre, d'un poli parfait, se moulent sur toutes les inflexions du canal, n'ont
aucune tendance à se briser, ne se fondent pas dans
les organes comme ils le feraient infailliblement sans le
moyen que j'ai découvert pour les préserver de ce très

grave inconvénient, ne se fendent, ne s'éraillent jamais, ne sont pas élastiques, n'ont pas une tendance à se redresser pour peu qu'ils aient de volume, ne fatiguent conséquemment pas l'urèthre comme le font les sondes et les bougies dites de gomme élastique, ne sont pas rugueux et ne s'encroûtent pas de sels urinaires. A tous ces avantages s'ajoute celui de pouvoir faire faire à volonté, et selon les besoins, des bougies en gélatine de l'ivoire coniques, cylindriques, fusiformes et à ventre. Je prépare aussi avec la même facilité des sondes à courbure fixe sans mandrins, et cela en plaçant ces instruments dans des rainures en bois d'une courbe donnée, rainures dans lesquelles on les laisse sécher à tels ou tels degrés pour s'en servir au besoin. A propos des sondes à courbure fixe, je dois dire que je ne m'en sers plus depuis longtemps et qu'elles seront désormais inutiles, tant on pénètrera facilement dans la vessie de tous les malades avec mes instruments.

45. L'augmentation de diamètre des sondes et des bougies en gélatine de l'ivoire par l'humidité offre des avantages incontestables pour procéder à la dilatation temporaire ou permanente de l'urèthre rétréci, et pour préparer certains malades à la lithotritie. Cette propriété dilatante si précieuse aurait cependant un mauvais côté quand on en userait pour les coarctations uréthrales. Il arrivera en effet, mais dans les cas seulement où le corps dilatant dépassera de beaucoup le calibre du rétrécissement, que le gonflement de la bougie sera plus considérable derrière ce point où l'urèthre est extensible et dans l'état normal, que sur ce point lui-même dont les conditions organiques sont

telles qu'il ne se prêtera que fort peu à la dilatation. Partant, il sera difficile de retirer l'instrument engagé, et le malade éprouvera quelques douleurs. Mais si le chirurgien a la précaution de ne pas dépasser le rétrécissement ou de ne le dépasser que fort peu, l'augmentation de diamètre de la bougie sera tout entière au profit de la dilatation, et n'aura aucun des inconvénients que je viens de signaler.

46. La grande flexibilité des instruments dont il est question, bien qu'avantageuse pour ménager l'excessive sensibilité de l'urèthre, serait cependant un empêchement à leur introduction et à leur marche facile dans le canal lorsqu'il y a des obstacles à vaincre, si je n'avais pas trouvé le moyen d'y remédier. Ce moyen consiste à armer les sondes et les bougies creuses de mandrins en corde à boyau, en baleine, en plomb, en argent, en platine ou en fer, selon le degré de résistance dont on supposera avoir besoin. Quant aux bougies pleines, je leur donne plus ou moins de flexibilité en dépouillant l'ivoire de tout ou d'une portion seulement des sels calcaires qu'ils contiennent. Il y a plus, je rends flexibles ou résistants, selon les besoins et les indications qui se présentent, tels ou tels points de ces instruments, en laissant les uns soumis plus ou moins longtemps à l'action de l'acide chlorhydrique faible, et en mettant les autres à l'abri de son action en usant de la pâte composée de cire, d'huile et de résine dont j'ai déjà parlé. Je puis enfin, grâce à un phénomène chimique qui est constant pendant la préparation de mes instruments, je peux donner à volonté des degrés variés de souplesse ou de résistance aux derniers cinquante-cinq millimètres environ de l'extrémité vésicale des sondes et des bougies, selon que j'ai besoin de l'une de ces conditions pour parcourir l'urèthre. Voici quel est le phénomène chimique en question : au fur et à mesure qu'une portion de l'acide chlorhydrique étendu, employé à la préparation de mes instruments, se sature des sels calcaires de l'ivoire, il devient plus dense, gagne le fond du vase, et n'agit plus que faiblement et à la longue sur les points des sondes ou des bougies qu'il touche, tandis que l'acide non saturé gagne la partie supérieure du vase, et agit avec une énergie presque constante. De cette façon les quatre cinquièmes de la longueur des instruments sont souples et complètement ramollis, quand leur dernière portion, c'est-à-dire les cinquante-cinq millimètres constituant l'extrémité vésicale, n'est encore privée que d'une très faible partie des sels calcaires.

47. Ce ne fut qu'au mois de mars 1835 que je crus pouvoir compter sur la bonté de mes instruments et que je les montrai au docteur Gachet, puis à Bataille, fabricant d'instruments de chirurgie. Deux ans plus tard je les fis voir aussi aux docteurs Arthaud et Ornano, ainsi qu'aux Sociétés de médecine et médicale d'émulation de Bordeaux.

48. Quels que fussent les risques que j'avais à courir de me voir devancer par quelqu'un pour mon invention, je dus ne pas me hâter de la publier ; je dus remédier à quelques imperfections de détail dont mon procédé de gélatinisation de l'ivoire était entaché ; je dus enfin prendre mes précautions en adressant un paquet cacheté à l'Académie de Médecine de Paris pour m'assurer la priorité (¹), et ne publier mes travaux et leurs résultats qu'après sept ans de patientes et de coûteuses recherches.

49. Somme toute, voici comment il faut procéder pour *gélatiniser* les bougies pleines et creuses et les sondes en ivoire :

50. On met les sondes et les bougies dans une éprouvette en verre ou tout autre vase allongé, qu'on remplit d'acide chlorhydrique étendu d'eau distillée, marquant trois degrés à l'aréomètre des acides, et de façon à ce que les instruments y plongent jusqu'à vingt-six millimètres de leur extrémité manuelle. Vingt-quatre heures suffisent pour dissoudre les sels calcaires des sondes et des bougies n°s 1, 2, 3 et 4. Seulement il est nécessaire que l'extrémité des instruments répondant au fond du vase soit mise pendant douze heures dans de nouvelle eau acidulée, attendu que *l'acide saturé des sels,* gagnant la partie inférieure de l'éprouvette, agit beaucoup moins sur les portions d'ivoire qui sont en contact avec lui. Il faut laisser les sondes et les bougies du n° 3 au n° 12 plongées dans l'eau acidulée pendant quarante-huit ou soixante-douze heures.

§ VI. — **Du tannage, de la conservation et de l'indestructibilité des Sondes et des Bougies en gélatine de l'ivoire.**

51. Le 2 juin 1840 je lus à l'Académie de Médecine de Paris, à laquelle j'ai l'honneur d'appartenir, un

(¹) Ce paquet, adressé en 1838 à M. le Secrétaire perpétuel de l'Académie de Médecine de Paris, qui m'en accusa réception, ce paquet renferme la description et le mode de préparation des sondes

travail sur les sondes et sur les bougies en gélatine de l'ivoire, travail que je fis imprimer en 1841 et que je dédiai au célèbre chirurgien Dieffenbach, de Berlin, avec lequel j'avais été mis en rapport par Amussat, de Paris, et par Stromeyer, chirurgien du roi de Hanovre.

52. Mes travaux furent bien accueillis, mais on me disputa la priorité d'invention des sondes et des bougies en gélatine de l'ivoire, qu'on dit appartenir au chimiste Félix d'Arcet, de l'Institut.

53. Mais, me dira-t-on peut-être, comment aviez-vous pu croire qu'un obscur médecin de province comme vous oserait prétendre à l'honneur de doter la science d'une nouvelle invention, et comment vous étiez-vous imprudemment exposé à faire quelques pas dans une voie que d'actives oppositions s'empresseraient probablement de barrer pour nuire à vos desseins, pour vous empêcher de réussir? Pour me débouter, pour mettre mes essais et toutes mes expériences à néant, plusieurs membres de l'Académie de Médecine de Paris se complurent à dire, en pleine séance, qu'on avait plus que des doutes sur la priorité de mon invention.

54. Pour répondre à d'aussi formelles allégations, voici comment se conduisit Amussat, l'un des juges du concours pour le prix d'Argenteuil, concours auquel j'allai prendre part à Paris, deux fois en quatre mois, verbalement et par écrit (¹).

---

et des bougies en gélatine de l'ivoire. (Voyez le Compte-Rendu de la séance de l'Académie du 2 juin 1840. *Gazette médicale de Paris*, 1840, n° 23, p. 363.)

(¹) Après une dissertation verbale d'une demi-heure, et la lecture

55. Ce savant et fort habile chirurgien m'écrivit ce qui suit le 16 octobre 1845 :

« Mon cher Confrère,

» On dit que votre paquet cacheté est du 15 janvier 1839, et que le *Constitutionnel* du 5 janvier 1839 aussi fait mention des sondes d'ivoire du chimiste Félix d'Arcet, de l'Institut.   » Signé AMUSSAT. »

des principaux paragraphes d'un volumineux Mémoire, le savant aréopage qui composait la Commission du prix d'Argenteuil, et qui m'avait écouté avec la plus bienveillante attention, me complimenta, me dit que j'avais conquis une excellente position dans le concours, et que j'étais certainement des quatre concurrents celui qui avait produit les choses les plus utiles et les plus ingénieuses. Bien que j'eusse des raisons de croire que de pareils éloges n'étaient pas mérités, et que je susse que mes habiles compétiteurs, Auguste Mercier, Leroy d'Étiolles, Réniqué, et un autre chirurgien dont j'ai oublié le nom, m'étaient supérieurs à tous égards, je ne fus pas moins très satisfait de mes deux voyages à Paris, faits presque coup sur coup.

Le lendemain de ce concours, et pendant un dîner auquel m'avait invité Amussat, ce savant et fort habile chirurgien, qui était le rapporteur de mes travaux, Amussat me répéta les mêmes éloges en présence de plusieurs personnes, et notamment de ses deux beaux-frères les Drs Filhos et Lucien Boyer, qui m'accueillirent avec beaucoup de bienveillance.

Mais, ni Auguste Mercier, ni Leroy d'Étiolles, ni Réniqué, ni le confrère moins connu dont je ne savais pas et dont je n'ai jamais su le nom, ni moi-même, ne réussîmes, car on décida qu'il n'y avait pas lieu de donner le prix d'Argenteuil. Nous nous inclinâmes tous les quatre, et dûmes nous tenir pour avertis de ne plus essayer de glisser sur les bords d'un abîme.

Quoi qu'il en fût, on eut beau m'encourager, on eut beau me dire que je réussirais dans des épreuves ultérieures, je fis la sourde oreille, et me promis bien de ne plus m'exposer à perdre, dans les chances aventureuses d'un concours, la très modeste position qui m'a été faite en province. — Le concours est une excellente épreuve, sans doute, mais seulement à l'entrée des diverses carrières, et pour mesurer des talents encore peu connus, mais détestable pour les hommes qui ont un nom, quelque infime qu'il soit.

56. Vite et courrier par courrier, j'écrivis à mon bienveillant confrère de Paris qui, ainsi que je l'en priai, lut ma réponse à la Commission du prix d'Argenteuil.

57. Voici cette réponse :

« Bordeaux, le 19 octobre 1845.

» Mon cher et très honoré Confrère,

» Je vous sais le meilleur gré de votre bienveillante attention, et de la bonté que vous avez de me prévenir de ce qui se passe à l'Académie de Médecine de Paris, me concernant.

» Dans la lettre que vous m'avez écrite, il s'agit surtout d'une priorité d'invention que je prétends m'appartenir, et de démontrer mes droits à cette priorité.

» Permettez-moi de vous dire que je ne suis pas étonné du débat qui s'est élevé à propos de cette priorité d'invention, et des difficultés, des fins de non-recevoir qu'on m'oppose, car je sais qu'en chirurgie comme en beaucoup d'autres choses, Paris ne comprend pas qu'on invente ou qu'on modifie quoi que ce soit en province, qu'on témoigne de quelque capacité, partant, qu'un provincial de ma façon puisse prétendre à l'honneur d'avoir inventé des sondes et des bougies en gélatine de l'ivoire, inventées avant lui, dit-on, par le savant chimiste Félix d'Arcet, de l'Institut.

» Néanmoins, et malgré cette opinion d'une fraction de la Commission, je crois que quand un homme sérieux, comme j'ai la prétention de l'être, dit qu'il est l'inventeur de telle ou telle chose, on doit l'entendre, vérifier ses preuves, les contrôler et ne pas affirmer légèrement qu'il n'a inventé ni les sondes, ni les bougies en gélatine de l'ivoire, parce que le *Constitutionnel* publia, le 5 janvier 1839, dit-on, ce que moi, Cazenave, je n'aurais adressé à l'Académie de Médecine de Paris, dans un paquet cacheté, que le 15 du même mois, même année 1839.

» Pour des esprits prévenus et qui ne liraient pas attentivement mes documents, cette manière de procéder par dates *boiteuses* serait péremptoire, et me débouterait de mes prétentions. Toutefois, rien n'est encore perdu, et ma priorité d'invention est tellement évidente, j'ai à alléguer ds si solides témoignages en sa faveur, que je ne crains aucun contradicteur.

» Et d'ailleurs, pourquoi n'y regarderait-on pas à deux fois avant de me dépouiller d'une invention qui m'a coûté beaucoup de recherches, beaucoup de temps et beaucoup d'argent ? J'ose espérer que la Commission me prêtera quelqu'attention et se rendra à l'évidence de mes preuves, preuves que j'ai déjà données quelques pages plus haut. »

58. Pour terminer ce que j'avais à dire sur la priorité d'invention des sondes et des bougies en gélatine de l'ivoire, je me bornerai à copier la lettre qu'Amussat m'écrivit sur la délibération prise par la Commission du prix d'Argenteuil, Commission dont il était le rapporteur.

59. Voici cette lettre, écrite le 20 novembre 1845 :

« Mon cher Confrère,

» La question de priorité est résolue en votre faveur pour vos instruments d'ivoire, et la question de perfectionnement n'est pas douteuse.

» Signé Amussat. »

60. Ainsi qu'on a pu en juger, à l'aide de preuves écrites, officielles et irrécusables, il me fut facile de démontrer que j'étais le véritable inventeur des sondes et des bougies en gélatine de l'ivoire, ce qui fut constaté par Amussat, qui avait été chargé par l'Académie de Médecine de Paris de faire un rapport sur mes prétentions à une priorité d'invention chaudement disputée.

61. Des éloges de mes instruments et de mes travaux furent faits dans plusieurs journaux scientifiques, mais notamment dans la *Gazette médicale de Paris* (2ᵉ série, t. X, p. 752, année 1842) (¹) ; dans l'*Encyclographie médicale* (t. II, p. 220, Paris, 1843) (²), et dans l'excellent *Traité des maladies des voies urinaires*, du docteur Phillips (p. 91, 92 et 93, Paris, 1860), où il

(¹) « A côté des insignifiantes productions dont la spécialité des affections génito-urinaires semble en quelque sorte avoir aujourd'hui le privilége de doter la science, on distinguera la monographie de M. Cazenave sur les sondes et les bougies en gélatine de l'ivoire. Après l'avoir lue avec attention, on n'aura pas plus de peine à s'expliquer la faveur qui l'a déjà accueillie, qu'à préjuger celle que l'avenir lui réserve encore. Ce succès, elle le mérite à plusieurs titres. Offrant aux hommes de science une découverte aussi neuve qu'intéressante, aux praticiens un procédé déjà éprouvé par l'expérience, aux esprits inventifs le tableau instructif des essais, des incertitudes, des tâtonnements à travers lesquels passe nécessairement toute idée théorique avant de se convertir en précepte applicable, on voit que ce travail a de quoi piquer la curiosité et captiver l'intérêt de toutes les classes de lecteurs.

» Nous avons donné au procédé de M. Cazenave le nom de *découverte*. Il suffit, en effet, de suivre les phases que son idée a subies, les modifications nombreuses qu'elle a essuyées avant de devenir réalisable, pour se convaincre que c'est bien là une découverte de bon aloi, propre à l'auteur, et qu'il peut revendiquer comme le fruit légitime et chèrement acheté de ses méditations et de ses veilles. Tout a cédé devant sa patience et ses efforts. »

(²) « Le Mémoire que nous annonçons aujourd'hui — 1843 — est l'exposé des motifs qui ont engagé M. Cazenave à substituer, aux sondes et aux bougies ordinaires, des sondes et des bougies en gélatine de l'ivoire...... Malgré les avantages incontestables que présentent les sondes et les bougies dites de *caoutchouc*, l'expérience a depuis longtemps signalé une série d'inconvénients attachés à leur usage. Les nouvelles sondes de M. Cazenave paraissent échapper à tous ces inconvénients : elles sont souples, flexibles, d'un contact doux et inoffensif pour le canal, d'un poli parfait; elles se moulent sur toutes les inflexions de l'urèthre, n'ont aucune tendance à se briser, à se fendre, à se redresser, à s'encroûter de sels urinaires. »

dit que j'ai heureusement modifié la fabrication de mes instruments.

62. Mon travail, lu à l'Académie de Médecine de Paris, était l'exposé des motifs qui m'avaient engagé à substituer les sondes et les bougies que je proposais aux sondes et aux bougies ordinaires, et des nombreuses difficultés contre lesquelles il avait fallu que je luttasse pendant plusieurs années avant de découvrir une substance et un mode de préparation qui pussent me permettre d'opérer cette substitution avec profit.

63. Mais à part les questions de fabrication et de préparation des sondes et des bougies en gélatine de l'ivoire, quelle valeur pratique pouvaient avoir ces instruments alors que, dépourvus seulement des sels calcaires qu'ils contenaient et réduits à une trame gélatineuse, ils se fendaient selon leur longueur, se dissolvaient dans l'urèthre avec la plus grande facilité, etc.? Absolument aucune.

64. Persévérant par nature, persévérant par devoir pour les choses de ma profession, ne me décourageant presque jamais, pas même quand je n'atteins pas le but que je m'étais proposé, quand des expériences que je croyais être concluantes me font défaut, quand, enfin, quelques circonstances imprévues s'opposent à ce que le but de mes recherches soit atteint, je marche droit devant moi, prends néanmoins des biais quand ces biais me paraissent être nécessaires, redouble d'attention et d'application, observe avec beaucoup de soin les phénomènes physiques et chimiques les moins importants en apparence, quand ces phénomènes doivent être étudiés pour certains de mes travaux, ne néglige rien pour avoir le mot de l'énigme, pour dégager l'inconnue du problème quand problème il y a, réfléchis, marche lentement quand il le faut, fais la part des incidents, des déconvenues quand je le peux, et change de voie dès que je m'aperçois que je risque de me fourvoyer ou que je fais fausse route.

65. Donc, ayant cru avoir imaginé et fait fabriquer d'excellents instruments alors que, dépouillés seulement de leurs sels calcaires et ramollis, ils se fendaient selon leur longueur, étaient d'un usage dangereux, inservables, conséquemment impossibles, force me fut de modifier mes modes de faire, car, dans d'aussi fâcheuses conjonctures, il fallait, ou que je renonçasse à tout ce que j'avais fait d'essais, d'expériences jusqu'alors, ou que je cherchasse à parfaire ce que je n'avais fait qu'ébaucher, à y mettre la dernière main en un mot.

66. Je pris résolûment ce dernier parti, et procédai de la façon suivante :

67. Lorsque le tissu gélatineux des sondes et des bougies en ivoire fut complètement mis à nu, et que la flexibilité de ces instruments fut entière, je recourus à l'application d'un moyen *tannant et conservateur* que l'analyse eût été impuissante à découvrir si j'avais voulu n'en pas divulguer la composition. Lors donc que le tissu gélatineux de mes instruments fut ainsi préparé, j'essuyai exactement les sondes et les bougies, les plongeai dans une solution saline d'hydrochlorates de chaux, de magnésie, d'ammoniaque et de soude neutres, faite à parties égales des sels, laissai séjourner les petites sondes et les bougies dans ce *solutum* pendant quarante-huit heures, et les moyennes et les grosses pendant trois à cinq jours, selon le calibre.

68. Après cette seconde opération, je sortis ces instruments de la solution, les essuyai, les exposai à l'air pendant vingt-quatre heures, les lavai à l'eau froide, les essuyai de nouveau, les exposai encore à l'air pendant dix à douze heures, et les serrai pour l'usage.

69. Assurément cette seconde préparation de mes sondes et de mes bougies en gélatine de l'ivoire était un progrès. Néanmoins, Sanson et Leroy d'Étiolles, les premiers, reprochèrent à ces instruments d'adhérer fortement à l'urèthre, et de ne pouvoir en être retirés qu'en faisant quelques efforts.

70. « M. Cazenave, appréciant ce qu'il y avait de réel dans cette critique, dit le docteur Ch. Phillips, dans son *Traité des maladies des voies urinaires* (p. 92, Paris, 1860), M. Cazenave a modifié heureusement la fabrication de ces instruments, fabrication dont il a donné une description que voici :

71. « Il faut d'abord préparer les instruments comme je l'ai indiqué dans un premier travail imprimé en 1841, c'est-à-dire les soumettre successivement à l'action de l'acide chlorhydrique étendu et des sels déliquescents — *hydrochlorates de chaux, de magnésie, d'ammoniaque et de soude neutres,* — puis, après les avoir débarrassés par lévigation de toute l'eau saline, les immerger dans une légère infusion de quinquina et de noix de galle, calculée de manière à ce que les astringents n'agissent pas trop fortement sur les tissus gélatineux. Les proportions suivantes sont les meilleures :

℞. Quinquina.......... 100 grammes.
    Noix de galle.......   »   »
    — d'Alep........ 10 grammes.

(Pulvérisez grossièrement et faites infuser pendant vingt-quatre heures dans un litre d'eau distillée. Filtrez et ajoutez cinq litres d'eau de fontaine à cet *infusum* clair. Cette dose peut servir pour deux cents sondes et bougies de gélatine de l'ivoire.)

Si des personnes bienveillantes ont lu avec quelqu'attention ce que je viens d'écrire sur l'histoire des bougies anciennes, sur celle des sondes et des bougies dites de caoutchouc, sur celle des sondes en caoutchouc vulcanisé, sur mes expériences pour faire des sondes et des bougies avec des fanons de baleine, pour faire des sondes et des bougies en gélatine de l'ivoire, non réussies d'abord, puis modifiées, perfectionnées de diverses façons, si on a lu tout cela, on pensera sans doute avec moi que j'ai été presqu'excusable de me faire illusion, de faire l'éloge de mes instruments alors qu'ils laissaient beaucoup à désirer.

72. Quoique j'eusse fait et quoique j'eusse cru de très bonne foi avoir obtenu tout ce qu'il était possible d'obtenir en fait de fabrication, de préparation et d'inaltérabilité des sondes et des bougies en gélatine de l'ivoire, une pratique étendue et l'usage journalier de ces instruments ne tardèrent pas à me démontrer d'une façon passablement brutale qu'il restait encore quelque chose à faire pour que les malades et mes confrères n'eussent pas à m'objecter qu'il fallait remédier à certaines imperfections dont mes instruments demeuraient entachés, bien que mes préparations successives constituassent des perfectionnements et des progrès lents mais réels, perfectionnements et progrès qu'il fallait rendre aussi complets que possible, afin que les sondes et les bougies en gélatine de l'ivoire fussent d'un *positivisme* pratique à défier toute critique, et surtout à rassurer les malades et les chirurgiens sur la bonne fabrication de ces instruments, sur leur introduction facile, inoffensive, non douloureuse dans l'urèthre, mais principalement sur leur inaltérabilité.

73. Évidemment, lorsque je fus arrivé à cette période *boiteuse* de mes travaux sur les sondes et sur les bougies en gélatine de l'ivoire, travaux que je reconnus être incomplets, évidemment alors, et sans défaillance aucune, je dus me remettre à l'œuvre et parvins, non sans de graves difficultés, et seulement après trois longues années de nouvelles recherches, de nouvelles expériences, de nouveaux tâtonnements et de nouveaux exercices pratiques, à pouvoir livrer aux chirurgiens et aux malades des sondes et des bougies en gélatine de l'ivoire dont je pusse garantir l'excellence.

74. Somme toute, ces dernières recherches, ces dernières expériences, ces derniers tâtonnements et ces derniers exercices pratiques me donnèrent pour résultante la découverte d'une préparation *mi-astringente* et *mi-conservatrice,* je veux dire une solution de 20 grammes de sulfate de fer dans six litres d'eau.

75. Après avoir fait macérer pendant quarante-huit heures des sondes et des bougies dans l'*infusum* clair de quinquina et de noix de galle et d'Alep, je sortis ces instruments du vase qui les contenait et les plongeai dans la solution de 20 grammes de sulfate de fer dans six litres d'eau.

76. Après vingt-quatre heures d'immersion, mes

instruments ˙avaient acquis le degré voulu de coloration.

77. Quand toutes ces préparations furent terminées, je sortis les sondes et les bougies du vase dans lequel elles avaient séjourné, les lavai plusieurs fois à grande eaux, les essuyai une à une avec soin, puis les huilai très légèrement.

78. Donc, après avoir ajouté à mes premiers moyens de tannage et de conservation une préparation *mi-astringente* et *mi-conservatrice,* que j'avais découverte après de nombreuses et d'inutiles expériences que j'avais faites pendant près de trois ans, ce liquide augmenta de beaucoup la valeur et les effets de mes premiers moyens de tannage et de conservation, n'altéra en rien ni les propriétés, ni les bons résultats obtenus par l'usage des premières préparations auxquelles j'avais soumis les sondes et les bougies en gélatine de l'ivoire.

79. Ayant eu à certaines époques un plus grand nombre de malades à traiter de rétrécissements de l'urèthre, de prostatites chroniques et de rétentions d'urine que je n'en avais ordinairement, je les sondai toujours, dilatai l'urèthre avec mes instruments que je laissai souvent et longtemps à demeure, tout cela sans que les sondes et les bougies se détériorassent, perdissent de leurs propriétés, bien que, pour les soumettre à toutes les épreuves, je les laissasse sécher pour les ramollir ensuite en les mettant dans de l'eau froide. Pendant le même espace de temps je tins quelques-uns de ces instruments plongés dans des urines profondément altérées, dont la température était toujours maintenue à + 32° Réaumur, urines que je renouvelai tous les trois jours seulement.

80. Quoi qu'il en fût, mes instruments demeurèrent intacts, prêts à servir et sans altération aucune après ces épreuves. Il y a plus, la gélatine de l'ivoire, préparée par mes procédés, est inaltérable par l'action de l'eau bouillante comme le sont naturellement les cartilages des oreilles, du nez, de la trachée-artère et ceux des extrémités des os destinés à se mouvoir les uns sur les autres.

81. D'après ce que je viens d'exposer sur mes expériences, on a dû pressentir que je pouvais conserver à volonté les sondes et les bougies en gélatine de l'ivoire à l'état sec et dur, ou ramollies et flexibles. Toutefois il est préférable d'en avoir à l'état sec quand on a besoin de se déplacer, de voyager, et de les plonger pendant deux heures dans de l'eau distillée froide avant de s'en servir, ou cinq minutes dans de l'eau distillée tiède si on est pressé de les ramollir. On pourra néanmoins, et l'on devra même en avoir de toutes préparées pour les cas urgents.

82. Pour avoir des sondes et des bougies en gélatine de l'ivoire prêtes à servir, je les tiens dans une ou plusieurs éprouvettes pleines d'eau distillée froide, que je change toutes les vingt-quatre heures, ou bien, quand elles sont ramollies, je les enveloppe dans un linge mouillé, enveloppe ce linge dans du taffetas ciré, et mets le tout dans un étui en ferblanc, en zinc, en carton, ou en toute autre matière.

83. Les sondes et les bougies en gélatine de l'ivoire, préparées selon mes procédés, sont souples, flexibles, d'un contact doux et inoffensif pour l'urèthre, d'un poli parfait, se moulant sur toutes les inflexions de ce canal, n'ont aucune tendance à se briser, ne se fondent, ne se dissolvent ni dans la vessie, ni dans l'urèthre, comme cela arriverait infailliblement sans les moyens auxquels je recours pour les préserver à coup sûr de ce très grave inconvénient, ne se fendent, ne s'éraillent jamais, ne sont pas élastiques, n'ont pas une tendance à se redresser pour peu qu'elles aient de volume, ne fatiguent conséquemment pas le canal comme le font les sondes et les bougies dites de gomme élastique, ne sont pas rugueuses et ne s'encroûtent pas de sels urinaires. A tous ces avantages s'ajoute celui de pouvoir faire à volonté, et selon les besoins, des sondes et des bougies en gélatine de l'ivoire de tous les calibres et de toutes les formes.

CONCLUSIONS

84. Les conclusions de ce travail n'en étant que la récapitulation, je me borne à dire :

1º .Que les bougies emplastiques, de cire et de corde à boyau sont restées dans la pratique, et rendent encore quelques services ;

2º Que les sondes et les bougies dites de gomme élastique sont les meilleurs instruments connus jusqu'à ce jour, peuvent être regardés comme un des plus grands perfectionnements de la chirurgie moderne, et offrent cependant de nombreux inconvénients d'application ;

3º Que mes expériences faites avec des fanons de

baleine, dans le but d'avoir des instruments flexibles d'un contact doux et inoffensif pour l'urèthre et la vessie, sont demeurées sans résultats possibles ;

4° Que les os longs de quelques grands quadrupèdes et les défenses de narval traités par l'acide chlorhydrique étendu n'ont pas pu servir à faire des sondes et des bougies dont il fût possible de retirer quelque avantage pratique ;

5° Que l'ivoire seul, préalablement façonné au tour, traité ensuite par l'acide chlorhydrique faible et dépouillé de ses sels calcaires, convient pour la fabrication des sondes et des bougies flexibles destinées à remplacer très avantageusement les bougies emplastiques, de cire, de corde à boyau, et les sondes et les bougies dites de gomme élastique ;

6° Que je suis parvenu, après de nombreux essais, à vaincre les difficultés de fabrication, à empêcher les yeux des sondes et les sondes elles-mêmes de se fendre, à donner à ces instruments de la solidité, de la flexibilité, un beau poli et un velouté, un visqueux, un glissant de contact difficiles à décrire ;

7° Que, plus tard, j'ai découvert le moyen de rendre les sondes et les bougies en gélatine de l'ivoire presque inaltérables, mais tout au moins supérieures aux premières que j'avais préparées, soit en les traitant par une solution saline d'hydrochlorates de chaux, de magnésie, d'ammoniaque et de soude neutres, soit par le tannage ;

8° Que, beaucoup plus tard encore, j'ajoutai à la préparation des sondes et des bougies en gélatine de l'ivoire une solution *mi-astringente* et *mi-conservatrice* à l'aide de laquelle je parvins définitivement à rendre ces instruments inaltérables et conséquemment d'une durée sans limites;

9° Que je peux conserver à volonté les sondes et les bougies en gélatine de l'ivoire à l'état sec et dur, ou ramollies et flexibles;

10° Enfin, que le cathétérisme, que l'usage des sondes à demeure dans la vessie, et la dilatation de l'urèthre seront désormais des opérations exemptes de douleur, inoffensives, et, conséquemment, acceptées et supportées par les malades les plus nerveux, les plus impressionnables et les plus pusillanimes.

<h1 style="text-align:center">EXPLICATION DE LA PLANCHE.</h1>

Nᵒˢ 1, 2, 3, 4, 5, 6. — Sondes, bougies et canules en ivoire non préparé.

Nᵒˢ 7 et 8. — Sonde et bougie préparées, et commençant à se dessécher et à se déformer.

Nᵒˢ 10, 11 et 12. — Sonde et bougies sèches, aplaties et déformées.

Il est bon d'observer que les instruments secs, plats et déformés, reprennent leur forme et toutes les propriétés que j'ai dit pouvoir leur donner en les préparant convenablement.

Bordeaux.—Imp G. Gounouilhou, rue Guiraude, 11.

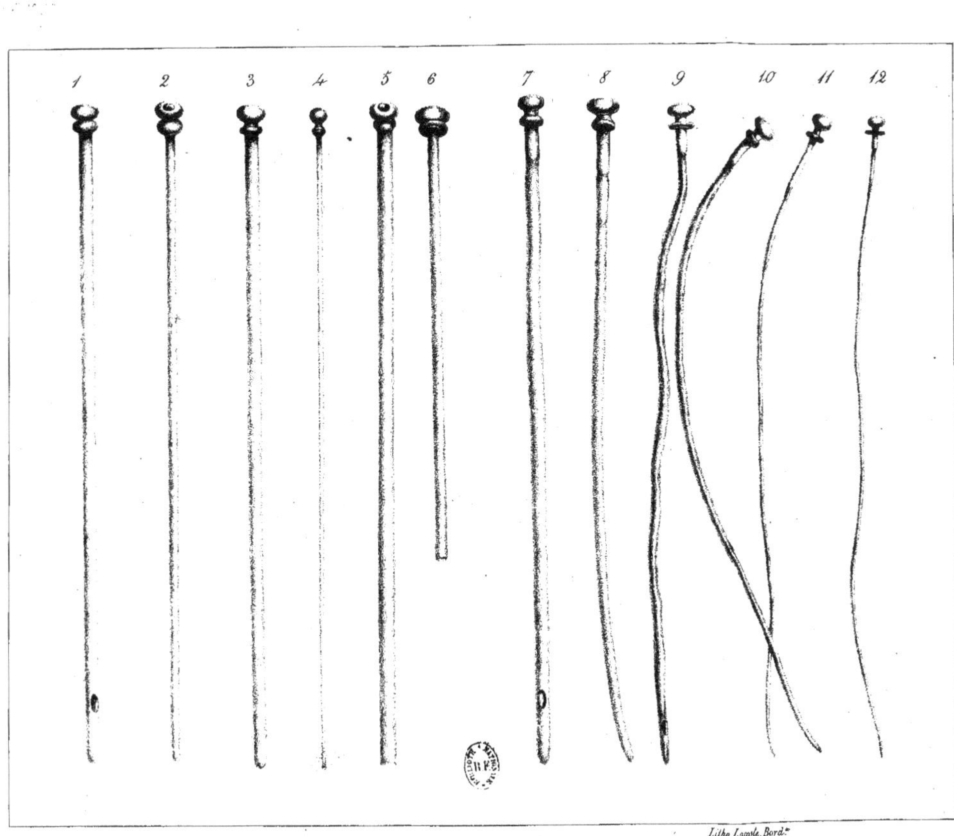

Litho Lacoste, Bord.

9 782019 650902